JEJUM INTERMITENTE

Fique Magro Com Receitas E Tenha O Corpo Perfeito De Praia]

(Perca Peso E Fique Em Forma - Livro De Receitas Para Mulheres)

Dan King

I0089943

Traduzido por Daniel Heath

Dan King

Jejum Intermitente: Fique Magro Com Receitas E Tenha O Corpo Perfeito De Praia (Perca Peso E Fique Em Forma - Livro De Receitas Para Mulheres)

ISBN 978-1-989837-46-7

Termos e Condições

todos os direitos autorais não detidos pelo editor.

Aviso Legal:

Este livro é protegido por direitos autorais. Ele é designado exclusivamente para uso pessoal. Você não pode alterar, distribuir, vender, usar, citar ou parafrasear qualquer parte ou o conteúdo deste ebook sem o consentimento do autor ou proprietário dos direitos autorais. Ações legais poderão ser tomadas caso isso seja violado.

Termos de Responsabilidade:

Observe também que as informações contidas neste documento são apenas para fins educacionais e de entretenimento. Todo esforço foi feito para fornecer informações completas precisas, atualizadas e confiáveis. Nenhuma garantia de qualquer tipo é expressa ou mesmo implícita. Os leitores reconhecem que o autor não está envolvido na prestação de aconselhamento jurídico, financeiro, médico ou profissional.

Índice

Parte 1

Introdução

Você tem a liberdade de comer o que quiser durante os cinco dias de não jejum. No entanto, você deve ter cuidado para não sentir seu estômago com muito lixo.

Todas as dietas de perda de peso que encontrei têm muitas restrições. Você é instruído a não comer isso ou aquilo. Alguns até ditam a hora em que você deve comer ou não comer.

Com a dieta 5:2, você pode comer o que quiser sempre que sentir vontade durante os cinco dias sem jejum. Prefiro chamar esses cinco dias de "dias de festa". Quando você sentir muita fome ou desejar um tratamento durante seus dias de jejum, apenas se convença de que poderá experimentá-lo no dia seguinte. Isso facilita para qualquer pessoa jejuar.

Consegui sucesso mais rápido e fácil com esta dieta do que qualquer outra dieta que eu já havia tentado. Perdi cerca de um quilo em uma semana com um esforço mínimo da minha parte.

Você tem medo de jejuar? Eu estava com muito medo de jejuar porque nunca tinha feito isso antes. Decidi procurar várias receitas com baixas calorias. Sempre que sentia muita fome, servia uma salada. Saladas me mantiveram durante meus dias de jejum.

Você tem todas as saladas que eu gostei no próximo capítulo. Vai mantê-lo cheio o dia todo. Você não deve mais se preocupar com a fome.

Salada de batata com bacon

Porção: 4. Calorias por porção: 183

Ingredientes

4fatias de bacon

3xícaras de chá debatatas, cortado em cubo, descascada

1colher de chá desalsinha, fresca, picada

3colheres de sopa deaçúcar branco

1cebola pequena, cortado em cubo

2colheres de sopa deágua

1/8 de colher de chá depimenta preta, moída

¼ de xícara de chá devinagre branco

1colher de chá desal

Modo de Preparo

Em uma panela, adicione batatas e cubra com água fria. Cozinhe até ferver. Abaixe o fogo e continue cozinhando por aproximadamente 10 minutos. Garanta que as batatas fiquem macias. Coloque as batatas em uma travessa e mantenha quente. Aqueça uma frigideira grande em fogo alto. Adicione o bacon e cozinhe até dourar. Vire durante o cozimento para que todos os lados fiquem dourados.

Coloque o bacon em uma travessa. Na mesma frigideira, refogue as cebolas por alguns minutos. Adicione a água, açúcar, vinagre e sal. Cozinhe a mistura até ferver. Adicione as batatas e a salsinha. Adicione parte do bacon. Cozinhe por cerca de 1 a 2 minutos. Coloque a mistura de batata em uma tigela. Cubra com bacon reservado e aproveite.

Salada de frango grelhado com laranja

Porção: 4. Por porção: 283 calorias

Ingredientes

2laranjas descascadae em gomas, picada

½ xícara de chá desuco de laranja

4 (113 gramas) metades de peito de frango, sem pele, desossado

4cebolinhas picadas

1colher de chá depimenta chili em pó

¼ de xícara de chá delimonada

2chalotas picadas

8xícaras de chá dealface romana, rasgada

1colher de chá decominho, moída

2dentes de alho picados

2talos de aipo em fatias

1colher de chá deaçúcar branco

Instruções

Misture a limonada, o alho, a pimentachili em pó, o açúcar, o suco de laranja, a cebolinha e o cominho em uma tigela. Coloque o frango em um saco plástico, adicione ½ da mistura de limonada e amarre adequadamente. Leve à geladeira por cerca de 2 horas. Mantenha a outra metade da mistura limonada na geladeira. Quando estiver pronto para grelhar, aqueça sua grelha em fogo médio-alto. Prepare a grelha, lubrificando-a. Retire o frango da marinada e grelhe por cerca de 7 minutos, vire e grelhe o outro lado por 7 minutos ou até ficar bem cozido.

Combine cebolinha, alface, aipo e laranjas em uma tigela grande. Adicione a mistura limonada reservada. Mexa para misturar. Adicione o frango e aproveite.

Salada rápida de morango

Porção: 12. 81 calorias por porção

Ingredientes

227 gramas depote com iogurte de morango

1 litro de morangos fatiados e frescos

3bananas descascadasefatiadas

458 gramas deuvas verdes, sem sementes, divididas pela metade

Instruções

Misture as bananas, as uvas, os morangos e o iogurte em uma tigela grande. Mexa levemente para misturar. Aproveite.

Salada de atum

Porção: 4. 219 calorias por porção

Ingredientes

Lata de 170 gramasde atum escorrido

¼ de colher de chá depimenta preta, moída

1colher de chá demostarda prepara estilo Dijon

1talo de aipo picado

1colher de chá demaionese

¼ de xícara de chá decebola, picada

1colher de chá deconserva de picles doce

Instruções

Adicione o atum em uma tigela e lasque usando um garfo. Misture compicles, aipo, pimenta preta, maionese, mostarda e cebola. Leve à geladeira antes de servir.

Salada de quinoa com abacate

Porção: 4. 219 calorias por porção

Ingredientes

2abacates em cubos

1xícara de chá de quinoa

¼ de xícara de chá delimonadafresca

¼ de xícara de chá dequeijo cotaje, esfarelado

Lata de 397 gramasgrão de bico escorrido e enxaguado

Lata de 397 gramas de tomates com pimenta verde cortado em cuboseescorrida

2xícaras de chá deágua

1molho de coentro picado

2colheres de sopa deazeite

1colher de chá desalkosher

1/8 decolher de chá depimenta preta, moída

Instruções

Em uma panela, adicione a água, o sal e a quinoa. Cozinhe a mistura até ferver. Abaixe o fogo e cozinhe coberto até que a quinoa esteja bem cozida. Pode demorar cerca de 20 minutos. Em uma tigela grande, misture o tomate, a limonada, a pimenta, o grão de bico e o azeite. Misture a quinoa cozida e leve à geladeira por cerca de 2 a 3 horas antes de servir. Quando estiver pronto para servir, cubra com abacate, coentro e queijo.

Salada de tomate e pepino

Porção: 6. 39 calorias por porção

Ingredientes

1pepino fatiado

5tomates cortado em cubo

½ xícara de chá desalsinha, picada

½ xícara de chá demanjericão, fresco, picado

2colheres de sopa devinagre de vinho branco

1 cebolapicada

1pimentão verde picado

Salepimenta á gosto

Instruções

Misture o pepino, o tomate, a salsinha, o manjericão, o vinagre de vinho branco, as cebolas, o pimentão verde, o sal e a pimenta em uma tigela grande. Leve à geladeira por cerca de 2 horas antes de servir.

Salada de mostarda e peru

Porção: 3xícaras de chá 40 calorias por porção

Ingredientes

2colheres de sopa demostarda Dijon, preparada

340 gramas decarne de peru cozida

1colher de chá deaçúcar branco

3colheres de sopa demaionese

3cebolinhas, picadas

¼ de colher de chá desal

½ pimentão vermelho

2talos de aipo

1colher de sopa devinagre de cidra

Instruções

Em um processador de alimentos ou mix de alimentos, adicione o peru, a cebolinha, o aipo e o pimentão vermelho. Processe a mistura até ficar bem homogênea. Despeje a mistura em uma tigela grande. Misture mostarda, açúcar branco, maionese, vinagre de cidra e sal. Leve à geladeira por cerca de 8 a 10 horas. Sirva em seguida.

Salada de repolho e maçã

Porção: 6. 99 calorias

Ingredientes

1xícara de chá decenoura, ralada

4xícaras de chá derepolho, ralada

2colheres de sopa demaionese

1maça Granny Smith sem o miolo edescascada

1colher de sopa desuco de abacaxi

1colher de sopa deaçúcar mascavo

2colheres de chá devinagre branco

1colher de chá depimenta preta, moída

2colheres de chá demel

1pitada desal

Instruções

Em uma tigela pequena, misture o vinagre, o mel, a maionese, o açúcar mascavo e o suco de abacaxi. Reserve. Em uma tigela grande, misture a cenoura, o repolho e a maçã. Misture o molho para salada. Polvilhe com pimenta e sal. Sirva gelado.

Molho de maçã e cereja

Porção: 8. 155 calorias por porção

Ingredientes

2xícaras de chá demolho de maça

Um pacote de 170 gramasde gelatina com sabor de cereja

½ xícara de chá de bala decanela doces picante

2xícaras de chá deágua

Instruções

Em uma panela, adicione água e aqueça até ferver. Adicione balas de canela e a gelatina de cereja. Mexa levemente até que a gelatina se dissolva. Despeje a mistura em uma tigela. Adicione o molho de maça. Leve à geladeira por cerca de 4 horas antes de servir.

Salada de coentro de menta com melão meldew(ou Melão Mel Orvalho)

Porção: 1 litro, 27 calorias por porção

Ingredientes

1/3 xícara de chá defolhas de menta, fresca, picada

4xícaras de chá demelão meldew, cortado em pedaços de 2,5 centímetros

3colheres de sopa defolhas e caules de coentro, picados

1colher de sopa delimonada, fresca

Açúcar brancoà gosto

Instruções

Em uma tigela, misture o melão, as folhas de menta e o coentro. Regue com limonada e açúcar branco.

Bagas de melão e papoula

Porção: 6. 118 calorias por porção

Ingredientes

2colheres de sopa desementes de papoula

1xícara de chá demelancia, cortado em cubos

1xícara de chá demirtilo

1xícara de chá demorangos, fresco, dividido pela metade

¼ de xícara de chá deframboesas

½ xícara de chá desuco de laranja

1colher de sopa delimonada

1xícara de chá deuvas vermelhas, sem sementes

¼ decolher de chá deazeite

1 banana fatiada

1xícara de chá demelão cantalupo, cortado em cubos

1colheres de sopa devinagre de framboesa

1xícara de chá deameixas, fatiado

1/8 de colher de chá dePimenta-caiena

1/8 de colher de chá desal

Instruções

Misture o suco de laranja, as sementes de papoula, a banana, a limonada, o azeite, o vinagre de framboesa, a pimenta caiena, a framboesa e o sal em um processador de alimentos ou liquidificador. Processe a mistura até ficar bem homogênea. Refrigere na geladeira. Quando estiver pronto para fazer a salada, misture morangos, mirtilo, uvas, ameixa, melancia e melão cantalupo em uma tigela. Misture a mistura de sementes de papoula e divirta-se!

Salada de frango com limão

Porção: 4. 230 calorias por porção

Ingredientes

4metades de peito de frango, desossado, sem pele

Suco de um limão e raspa da casta de um limão

3colheres de sopa decoentro, fresca, picada

½ colher de chá deaçúcar branco

1colher de chá depasta de anchova

Aproximadamente 298 gramas decaldo de galinha

½ colher de chá desal

2chalotaspicadas

2colheres de sopa deazeite

2dentes de alho picado

2colheres de sopa demolho de soja

Pimenta preta moída na hora

Instruções

Em uma frigideira, adicione caldo de galinha, a casca de limão, molho de soja e as metades de peito de frango. Aqueça em fogo médio até ferver. Abaixe o fogo para médio-baixo e cozinhe coberto com uma tampa até o frango ficar macio. Coloque o frango para uma travessa e corte em pedaços pequenos. Misture a pasta de anchova, a limonada, a pimenta, o azeite, o açúcar e o sal. Coloque a mistura com as chalotas, alho, coentro e pedaços de frango.

Salada de cenoura com mel

Porção: 6. 31 calorias por porção

Ingredientes

1colheres de sopa demel

458 gramas decenoura ralada

1pitadade suco de limão

½ xícara de chá deuva passa

2colheres de sopa demaionese

1xícara de chá deabacaxi, esmagado

Instruções

Misture as cenouras, a uva passa, o abacaxi, o mel, a maionese e o suco de limão. Mexa levemente. Refrigere na geladeira antes de servir.

Salada de macarrão com cogumelos

Porção: 8. 181 calorias por porção

Ingredientes

1xícara de chá decogumelos, picado

280 gramas de macarrão fusilli (parafuso)

¾ de xícara de chá deMolho de estilo italiano, sem gordura

1pimentão verde, picado

2tomates picados

1cebola picadas

Instruções

Coloque a água levemente salgada para ferver em uma panela grande. Adicione o macarrão e cozinhe até ficar no ponto. Agora você pode enxaguar com água corrente fria. Coloque o macarrão em uma tigela grande. Misture o pimentão, a cebola, o cogumelo e o tomate. Adicione o molho italiano, misture delicadamente e leve à geladeira antes de servir.

Salada de atum com tomate

Porção: 8. 246 calorias por porção

Ingredientes

Um pouco pais de 1 kg debife de atum, fresca, cortado em cubos

4tomates, fresco, picado

¼ de xícara de chá deMolho de peixe asiático

1maço de cebolinha finamente picada

½ xícara de chá defolhas de coentro, fresca

1 pequena pimenta vermelha chile, fresca, sem semente, picada

½ xícara de chá delimonada, fresca

½ xícara de chá demanjericão, fresco

1colher de sopa demel

¼ de xícara de chá deazeite extra virgem

Instruções

Misture o mel, a limonada e o molho de peixe em uma tigela pequena. Em um saco plástico, coloque a mistura com o atum e o mel e feche. Misture levemente e leve à geladeira por cerca de 1 hora.

Aqueça uma panela wok em fogo médio-alto. Adicione 2 colheres de sopa de azeite. Retire o atum da sacola plástica e cozinhe ½ por cerca de 2 minutos em óleo quente ou até ficar macio. Faça o mesmo com o atum restante.

Em uma tigela grande, misture atum, cebolinha, coentro, tomate, manjericão e pimenta vermelha. Saboreie!

Salada de cacto

Porção: 8. 30 calorias por porção

Ingredientes

455 gramasde cactos (nopales) em tiras em conserva, drenado, lavado, escorrido

½ xícara de chá decebola, cortado em cubo

½ xícara de chá decoentrofolhas, fresca

5Pimenta jalapeno, sem semente, picada

½ colher de chá desal de alho

Suco de 2 limões espremidos na hora

Instruções

Misture os tomates, os cactos, o coentro, a pimenta jalapena e as cebolas em uma tigela grande. Polvilhe com suco de limão. Leve à geladeira antes de servir. Quando estiver pronto, sirva temperando com sal de alho.

Salada apimentada de feijão preto

Porção: 5. 220 calorias por porção

Ingredientes

1metade de pimentão vermelho, sem semente, picado

3pimentas serrano, sem semente, picado

2latas de 420 gramas de feijão preto, lavado, escorrido

½ colher de chá desal

¼ dexícara de chá devinagre de vinho branco

2tomates finamente picados

2colheres de sopa deóleo vegetal

Instruções

Misture o pimentão vermelho, a pimenta serrana, o feijão preto, o sal, o vinagre e o óleo vegetal em uma tigela grande. Leve à geladeira por cerca de 1 hora e depois sirva.

Salada de milho grelhada

Rende3xícaras de chá de: 174 calorias por porção

Ingredientes

6espigas de milho, com o cabelo e a casca removida

200 gramas de pimenta vermelha doce em conserva, assada, escorrida, picada

6folhas de manjericão

1colheres de sopa devinagre balsâmico

1maço de talos de aspargos, com as pontas aparadas, cortados em pedaços de 2,5 cm

1colher de sopa deazeite

2dentes de alho

Salepimenta preta

Instruções

Aqueça sua grelha em fogo médio-baixo. Prepare a grelha untando-a levemente. Disponha as espigas de milho na grelha. Grelhe por aproximadamente 10 minutos ou até os grãos amolecerem. Vire ocasionalmente as espigas. Coloque o milho em uma travessa. Reserve. Leve a água levemente salgada para ferver em uma panela. Cozinhe nele aspargos por aproximadamente 1 minuto ou até amolecer. Escorra os aspargos e transfira para uma tigela grande. Adicione o milho, o alho, o vinagre balsâmico, a pimenta, o manjericão e o azeite. Misture delicadamente. Polvilhe com sal e pimenta.

Limãomelão cantalupomorango

Porção: 6. 100 calorias por porção

Ingredientes

2xícaras de chá demorangos, frescos, divididos pela metade

1colher de chá desuco de limão

1xícara de chá deiogurte de limão

2xícaras de chá debolas de melão cantalupo

1colheres de sopa demel

2xícaras de chá debolas de melancia

Instruções

Misture o morango, a melancia, o melão cantalupo, o suco de limão, o iogurte de limão e o mel em uma tigela grande.

Salada de milho com tomate

Porção: 6. 75 calorias por porção

Ingredientes

455 gramastomates em lata, cozido, escorrido, fatiado

247 gramas (lata) de milho, escorrido

1 pepinomédiopicado

2colheres de sopa devinho tinto

¼ de colher de chá decoentro, em pó

1colher de chá deflocos de pimenta vermelha, esmagado

½ colher de chá decominho

1pimentão verde picado

¼ de colher de chá desal

1pimentão vermelho picado

1/8 de colher de chá depimenta preta, moída

½ colher de chá dealho picado

Instruções

Misture os tomates, o pimentão vermelho, o milho, o pimentão verde, o pepino e o vinho tinto em uma tigela grande. Depois, misture com o coentro, o cominho, o alho e os flocos de pimenta vermelha. Polvilhe com pimenta preta e sal.

Salada de frango ao curry

Porção: 6. 77 calorias por porção

Ingredientes

2colher de chá decaril em pó

3metades de peito de frango, sem pele, desossado, picado

3talos de aipos picado

½ xícara de chá demaionese

Instruções

Misture ocaril em pó, com as metades de peito de frango, maionese, esalsãoem uma vasilha larga.

Salada de batata com mostarda

Porção: 6. 228 calorias

Ingredientes

2colheres de sopa deMostarda Dijon

7xícaras de chá debatata nova (ou batatinha), descascada, picada

2colher de chá deendro, fresca, picado

¼ de colher de chá depimenta do reino

227 gramas decreme de leite (caixa)

1colher de chá desalsinha, em pó

½ colher de chá desal

Instruções

Adicione água levemente salgada em uma panela e aqueça até ferver. Coloque as batatas e cozinhe até amolecer. Isso pode levar aproximadamente uns 15 minutos. Transfira para uma tigela para esfriar. Misture batatas com o creme de leite, a mostarda, o aneto, a pimenta do reino e o sal em uma tigela. Leve à geladeira por cerca de 1 hora e sirva.

Salada de aneto com atum

Porção: 15.50 calorias por porção

Ingredientes

¼ de xícara de chá deendro, fresco, picado

170 gramaslataatum

2colheres de sopa deiogurte natural, de baixa gordura

2colheres de sopa decebolinha, em fatias finas

¼ de xícara de chá desalsão, cortado em cubos

½ colher de chá deMostarda ao estilo Mostarda Dijon, preparada

2colheres de sopa desalsinha, fresca, picado

2colheres de sopa demaionese, sem gordura

Instruções

Misture oendro, oatum, o salsão, a salsinha, a maionese, a mostarda, o yogurt eas cebolas em uma tigela grande.

Salada de batata com cebolinha

Porção: 6. 291 calorias por porção
Ingredientes
3cebolinha, em fatias finas
907 gramas debatatas vermelhas lavadas e cozidas
3ovos, bem cozido, cortado em cubo
1caule pequeno de salsão, cortado em cubo
2colheres de sopa devinagre de vinho tinto
2colheres de sopa desalsinha, fresca, picado
¼ de xícara de chá depicles de doce, picado
½ xícara de chá demaionese
½ colher de chá depimenta preta, moída na hora
½ colher de chá demostarda no estilo Mostarda Dijon
½ colher de chá desal
Instruções
Adicione as batatas em uma panela e cubra com água. Cozinhe até ferver. Reduza o fogo para médio e cozinhe por cerca de 20 minutos ou até ficarem

macias. Lave as batatas em água fria corrente, escorra e coloque em uma tigela para esfriar. Em uma tigela grande, misture as batatas, as cebolinhas, os ovos, o salsão, a maionese, o picles, a salsinha, a mostarda, o vinho tinto, o sal e a pimenta preta. Misture tudo para combinar.

Maçacom cenoura emel

Porção: 8. 58 caloriaspor porção

Ingredientes

1maça sem semente, descascada e ralada

4cenouras raladas

2colheres de sopa demel

1colher de sopa desuco de limão

Salepimenta do reino

¼ de xícara de chá deamêndoas lascadas

Instruções

Misture todos os ingredientes acima em uma tigela grande. Leve à geladeira por cerca de 1 hora antes de servir.

Frango com cebolas e cuscuz

Porção: 6. 281 calorias

Ingredientes

4cebolinhas picada

1xícara de chá decuscuz

458 gramas decarne de peito de frango, sem pele, desossado, cortado em cubos

2xícaras de chá decaldo de galinha

¼ dexícara de chá deazeitonas pretas, sem caroço

1 pimentãoverde, empedaços

2colheres de sopa delimonada, fresca

1dente de alho picado

1pimentão amarelo, em pedaços

2colher de chá deazeite

1 ½ colher de chá decominho, moída

1pimentão vermelho, em pedaços

½ xícara de chá devinho branco seco

Instruções

Cozinhe o cuscuz seguindo o pacote Instruções. Em vez de água, use caldo de galinha. Quando cozido, escorra e coloque em uma travessa. Aqueça uma frigideira grande em fogo médio. Misture o óleo, o alho, o vinho, 1 colher de chá de cominho, o peito de frango e 1 colher de sopa de limonada. Cozinhe a mistura por cerca de 5 a 7 minutos. Transfira a mistura para uma tigela grande. Misture o cominho reservado, a limonada reservada, cebolinha, pimentão vermelho, cuscuz, pimentão verde e pimentão amarelo. Servir e decorar com azeitonas pretas.

Iogurte de pepino e alho

Porção: 7.55 caloriasporporção

Ingredientes

1xícara de chá deiogurte natural, de baixa gordura

3pepinos, descascada, sem semente, em fatias finas

1colher de sopa deazeite

2colheres de sopa dehortelã, em pó

2dentes de alho picado

Salà gosto

Instruções

Em uma tigela, misture pepino e alho. Tempere com sal e reserve por cerca de 30 minutos. Descarte qualquer líquido que tenha. Coloque a hortelã. Em uma tigela pequena, misture iogurte e óleo. Misture a mistura de pepino. Leve à geladeira antes de servir.

Alhocom feijão e tomate

Porção: 4.239 caloriasporporção

Ingredientes

2dentes de alho picados

2 tomates médios, frescos, picado

540 gramas de(lata) grãos de fava escorridos

3colheres de sopa deazeite

Suco espremido na hora de 1 limão

¼ dexícara de chá desalsinha, fresca, picada

1pepino cortado em cubo

Salepimenta do reinoà gosto

1cebola pequenacortada em cubo

Instruções

Misture todos os ingredientes acima em uma tigela de salada. Desfrute.

Salada frutada

Porção: 12. 75 calorias por porção

Ingredientes

1xícara de chá deuvas verdes, sem sementes, dividido pela metade

1 ½ xícaras de chá dearando (ou cranberries), picado

1/3 dexícara de chá deuva passa

1xícara de chá demaça vermelha, picado

2colheres de sopa deaçúcar branco

¼ de xícara de chá denozes, picado

227 gramas deiogurte de baunilha, de baixa gordura

1salsão, picado

¼ decolher de chá decanela, moída

Instruções

Misture maça, uvas, nozes, arando, uva passa, canela, salsão, iogurte e açúcar. Leve à geladeira por cerca de 1 a 2 horas e sirva.

Salada de repolho com cenoura

Porção: 6xícaras de chá de 237 calorias por porção

Ingredientes

1cenoura pequena ralada

1repolho pequeno e inteiro ralado

½ xícara de chá deóleo vegetal

½ xícara de chá devinagre de cidra

1pimentão verde picado

3colheres de sopa deaçúcar branco

1pimentão vermelho picado

½ colher de chá desal

1cebola branca pequena picada

¼ de colher de chá depimenta preta, moída na hora

Instruções

Misture as cebolas, o repolho, a cenoura, o pimentão vermelho e a pimentão verde.

Misture óleo vegetal, vinagre, açúcar, pimenta do reino e sal.

Salada de frango com saboroso molho BBQ

Porção: 4. 168 calorias por porção

Ingredientes

¼ de xícara de chá demolho barbecue

2metades de peito de frango, sem pele, desossado

2colheres de sopa demaionese, sem gordura

250 gramas(lata) demilho doce escorrido

1cebola vermelha cortado em cubos

1pimentão vermelhogrande cortado em cubo

Instruções

Quando estiver pronto para começar a cozinhar, aqueça a grelha em fogo médio-alto. Lubrifique a grelha e cozinhe o frango por cerca de 10 minutos, vire e cozinhe por mais 10 minutos. Transfira para uma travessa e corte em cubos pequenos. Misture o frango, o milho, o pimentão vermelho, o salsão e as cebolas em uma tigela grande. Combine com a maionese e o molho de churrasco em uma tigela pequena. Misture com a mistura de frango.

Salada de curry de quinoa

Porção: 4. 162 calorias por porção

Ingredientes

1 ½ colher de chá decaril em pó

¾ de xícara de chá de quinoa

¼ colher de chá dealhoem pó

3cebolinhas picada

1 ½ xícaras de chá decaldo de galinha

¼ de colher de chá depimenta preta

1manga descascada, sem semente e cortado em cubo

½ colher de chá desal

Instruções

Em uma panela, coloque a quinoa, o caldo de galinha, a pimenta do reino, o alho em pó, o caril em pó e o sal. Cozinhe a mistura até ferver em fogo médio-alto. Abaixe o fogo para médio-baixo e cozinhe por cerca de 20 minutos ou até que a quinoa esteja bem cozida. Coloque a quinoa para uma tigela e deixe cozinhar. Em uma tigela grande, misture quinoa, cebolinha e manga.

Salada de tofu com curry

Porção: 8. 168 calorias por porção

Ingredientes

1colher de sopa decaril em pó

2xícaras de chá de tofu, extrafirme, escorrido, ecortado em cubos

3colheres de sopa decebolinha, cortado em cubo

1colher de sopa dearando (ou cranberries), em pó

1xícara de chá deuvas, dividido pela metade

1xícara de chá de yogurt

½ xícara de chá dearroz branco

2colheres de sopa delimonada

Salepimenta do reinoà gosto

¼ de xícara de chá denozes

½ xícara de chá desalsão, cortado em cubos

Instruções

Adicione o arroz em uma panela e cubra com água. Cozinhe em fogo alto até ferver. Abaixe o fogo para médio-baixo e cozinhe por cerca de 20 minutos ou até que o arroz esteja macio. Enquanto isso coloque o tofu em uma panela grande, cubra com água e cozinhe até ferver. Deixe cozinhar até o tofu ficar macio. Pode demorar cerca de 3 minutos. Escorra o arroz e o tofu e coloque em uma tigela grande. Adicione as uvas, as nozes, o salsão, o arando e a cebolinha. Misture levemente. Em uma tigela pequena, misture o caril em pó, a limonada e o iogurte. Misture a mistura de curry na mistura de arroz. Tempere com sal e pimenta do reino.

Salada de nectarina e laranja

Porção: 4. 90 calorias por porção

Ingredientes

1laranja grande, descascada, corte em pedaços pequenos

1nectarina sem caroçoepicada

6colheres de sopa deiogurte natural, de baixa gordura

¼ dexícara de chá desuco de laranja, fresca

1maçasem o meio epicada

½ xícara de chá deuvas, sem sementes

Instruções

Em uma tigela, misture iogurte e suco de laranja. Reserve. Em uma tigela grande, misture a laranja, a nectarina, a maça e as uvas. Adicione a mistura de iogurte e suco de laranja Misture a parte reservada com o que acabou de preparar. Refrigere e sirva.

Salada de repolho vermelho e canola

Porção: 6. 225 calorias por porção

Ingredientes

1repolho vermelho inteiro, sem o meio, ralada

½ xícara de chá deóleo de canola

1colher de sopa deaçúcar branco

1colher de chá detempero de sal

1colher de chá desal

2/3 xícara de chá devinagre de vinho tinto

¼ de colher de chá depimenta preta, moída

¼ de colher de chá decebolaem pó

Instruções

Misture o óleo de canola, o açúcar branco, o vinagre de vinho tinto, o tempero de sal e a cebola em pó em uma tigela. Coloqueo repolho. Coloque a mistura para ficar gelado, com ela coberta na geladeira.

Salada de brócolis e girassol

Porção: 8. 49 calorias por porção

Ingredientes

2colheres de sopa desementes de girassol, secas, assadas

4xícaras de chá defloretes de brócolis, fresca

1colher de sopa demaionese, sem gordura

¼ de xícara de chá de yogurt

¼ de xícara de chá decebola vermelha finamente picada

3colheres de sopa depassas

2colheres de sopa desuco de laranja

Instruções

Misture o suco de laranja, a maionese e o iogurte em uma tigela pequena. Reserve. Em uma tigela grande, misture as sementes de girassol, os floretes de brócolis, a cebola roxa e a uva passa. Acrescente a mistura o suco de laranja.

Salada de repolho com pimenta do reino

Porção: 6. 99 calorias por porção

Ingredientes

8xícaras de chá derepolho, ralada

½ xícara de chá depimentão verde, picado

1colher de sopa depimenta do reino, picado

½ xícara de chá devinagre de cidra

½ colher de chá demostarda

½ xícara de chá desalsão, picado

½ colher de chá desemente de salsão

¼ xícara de chá deágua fria

½ xícara de chá deágua fria

1colher de chá desal

Instruções

Misture o vinagre, a mostarda, o açúcar, o salsão, a semente de salsão, o sal e a água em uma jarra. Coloque a tampa na jarra e agite. Leve à geladeira por cerca de 8 a 12 horas antes de usar. Misture a pimenta verde do reino, o repolho, a pimenta do reino e o salsão em uma tigela grande. Acrescente o molho e sirva ou você pode colocar o molho depois de servir.

Salada de tomate e pepino

Porção: 6. 31 caloriaspor porção

Ingredientes

2 pepinos médios descascados ecortado em cubo

2tomatesgrandes cortado em cubo

1colher de sopa desuco de limão

1cebolagrandecortada em cubo

Instruções

Misture todos os ingredientes acima em uma tigela. Desfrute!

Salada de frango com queijo

Porção: 4. 166 calorias por porção

Ingredientes

458 gramas demetades de peito de frango, sem pele, desossado, cozido

¼ de xícara de chá dequeijo feta, esfarelado

3dentes de alho, esmagado

½ xícara de chá demaionese light

½ xícara de chá depimentão vermelho picado

2colheres de sopa devinagre de cidra

3colheres de sopa deaneto, fresca, picado

Instruções

No liquidificador ou processador de alimentos, misture o alho, o vinagre, o aneto e a maionese. Misture até ficar bem homogêneo. Guarde na geladeira por cerca de 12 horas. Em uma tigela grande, misture o frango, o queijo e a pimenta do reino. Polvilhe com o molho.

Salada de grão de bico e lentilha

Porção: 5.190 calorias por porção

Ingredientes

425 gramas degrão de bico, escorrido

½ xícara de chá delentilhas, secas

2pimentas chile verde, picada

2colheres de sopa deazeite

1pimentão vermelho, picado

1pimentão verde, picado

2tomates picados

1 ½ de xícaras de chá deágua

½ pimentão amarelo, picado

4 cebolinhaspicadas

¼ de xícara de chá decoentro, picado

Instruções

Adicione a água e a lentilha em uma panela. Cozinhe até ferver em fogo alto. Abaixe o fogo para médio-baixo e cozinhe por aproximadamente 30 minutos ou até que as lentilhas estejam bem cozidas. Misture as lentilhas escorridas, o grão de bico, a cebolinha, o pimentão amarelo, o pimentão vermelho, o pimentão verde, os tomates, a pimenta verde, o coentro, o azeite, o sal e o limão. Você pode deixar na geladeira antes de servir.

Parte 2

Introdução

Este livro contém passos comprovados e estratégias que irão te ajudar a perder peso, reduzir o risco de doenças sérias e viver uma vida mais saudável e feliz.

Como apresentada em '*Eat, Fastand Live Longer*', do BBC Horizon, a dieta 5:2 fornece muito mais benefícios do que simplesmente perda de peso.Ela ajuda a transformar a sua vida por completo. Fazendo apenas algumas poucas mudanças a sua dieta e estilo de vida, você poderia rapidamente ter o corpo de praia que você tanto deseja. Ainda por cima, você só precise dedicar dois dias da semana para o plano.

Parece ótimo, certo?

Este livro não irá te entediar com a ciência por trás do plano. A informação está disponível *online* se você estiver interessado em todos os detalhes técnicos. O que este livro fará é te dar uma visão geral da dieta, fornecer dicas para começar, te mostrar simples e deliciosas receitas que você pode apreciar, te dar um plano a seguir e responder quaisquer perguntas você pode ter.

Obrigado novamente por baixar este livro, espero que você goste!

Visão Geral da Dieta 5:2

Popularizada no Reino Unido, a dieta 5:2 é um plano de jejum intermitente. Basicamente, você come normalmente por cinco dias e então limita sua ingestão de calorias por dois dias. É recomendado que mulheres visem 500 calorias nestes dias de jejum, enquanto homens devem visar a marca das 600.

A grande coisa sobre este plano é o fato de que não há restrições sobre os cinco dias que você não está jejuando. Claro, se você quer o corpo de praia que você sonhou por tanto tempo, é recomendado que você coma com sensatez durante este tempo. Nem a dieta 5:2 poderá te ajudar se você comprar comida para viagem por cinco dias consecutivos antes de jejuar! Contudo, isso não significa que você não pode ter um regalo ocasional.

O fato de não existir realmente nenhuma restrição nesta dieta é o que a torna mais acessível que outras dietas a um grupo maior de pessoas.

Entendendo o Jejum Intermitente

Jejum intermitente é baseado nas descobertas de cientistas ao redor do mundo. É considerado uma alternativa ideal para aqueles que sofrem para perder peso por outros métodos. Todos nós sabemos que devemos ingerir menos calorias e queimar mais do que comemos. Todavia, os níveis de obesidade continuam crescendo, já que as pessoas têm dificuldade de cortar e perder peso da forma tradicional.

Mas há uma maneira de contornar isso...

O jejum intermitente provou ajudar aqueles que tiveram problemas para perder peso e existem inúmeros métodos disponíveis.

Uma dieta de jejum intermitente consistem em dias normais e dias de jejum. Algumas requerem que você jejua por 24 horas, duas vezes por semana, enquanto outras requerem que você jejue de 14 a 16 horas por dia. Jejuar significa, basicamente, não comer absolutamente nada. Entretanto, também existem planos de jejum parciais disponíveis onde você simplesmente diminui sua ingestão de calorias, como o plano 5:2 que você está lendo agora.

A dieta 5:2 provou ter uma das maiores taxas de sucesso entre os planos de jejum intermitente. É um dos mais fáceis de seguir devido o fato de você comer normalmente por 5 dias seguidos. Existem até formas de facilitar para você durante os dias de calorias limitadas. Além disso, você escolhe uma rotina que funciona para você. Escolha os dias de jejum um após o outro, ou divida-os para que você jejue às segundas e quintas, por exemplo.

Continue lendo conforme abaixo você encontrará algumas das melhores dicas para fazer a dieta 5:2 funcionar para você.

Dicas para Você Começar

Começar uma nova dieta pode ser assustador, particularmente quando ela inclui reduzir sua ingestão de calorias. Se você estiver acostumado a comer muito, não comer tanto por dois dias pode parecer um pesadelo. A boa notícia é que existem formas de contornar isso.

1. Planeje com antecedência

Planejar com antecedência e criar planos de refeição irão te ajudar a manter o foco. Não sei você, mas para mim, uma das maiores dificuldades com dietas é saber quais receitas posso cozinhar. Se eu não planejar com antecedência eu termino jogando algo simples e rápido no micro-ondas – não muito nutritivo! Criar um plano de refeição irá te ajudar a se manter no topo da dieta.

2. Coma menos nos dias de não-jejum

Você irá sofrer muito mais se você comer porções muito grandes nos dias de não-jejum. Ir de comer muito a diminuir para 600 calorias, mesmo por apenas dois dias, pode ser uma luta real. Comece diminuindo o tamanho das porções e você não terá tantas dores de fome nos dias de dieta.

3. Esteja preparado para perder peso de forma lenta e estável

Esta não é uma dieta que irá te ajudar a perder peso em uma semana. Mas isso é uma boa coisa, contudo. Você sabia que quanto menos tempo você leva para perder peso, mais fácil é para ganhar de volta? Se você estiver procurando por resultados duradouros, você terá que focar em perder peso num ritmo lento e estável. Muitas pessoas perdem cerca de 0,45kg (1 libra) por semana. No começo da dieta, pode ser mais que isso dependendo do peso de água que você possui. Persevere com isso. Afinal, quando foi a última vez que você perdeu meio quilo por semana sem ter que se privar de nada?

Então aí está – 3 dicas fáceis para te ajudar a começar. Se você estiver desesperado para começar agora, pule para a seção de receitas. Lá você descobrirá algumas das melhores receitas para experimentar nos seus dias de dieta. Por agora, se você quiser aprender mais sobre os benefícios da dieta 5:2, leia o próximo capítulo.

Vantagens da Dieta 5:2

Existem muitos benefícios associados a dieta 5:2. Você sabia, por exemplo, que nossos corpos são projetados para longos períodos sem comida? De volta aos dias dos homens da caverna, comida não estava sempre disponível. Nossos ancestrais não podiam simplesmente aparecer no supermercado e escolher uma boa peça de carne embalada. Em vez disso, eles tinham que sair, encontrar comida, matar e então cozinhar. Eles podiam passar dias sem comer coisa alguma.

Então é assim que os nossos corpos começaram. Você não está feliz por não ter que fazer isso agora?

Alguns argumentam que as coisas estão muito diferentes agora e nossos corpos evoluíram. Enquanto isso é verdade em algum grau, eles ainda são projetados com jejum intermitente em mente. É por isso que dietas como a 5:2 funcionam tão bem.

Então, quais são exatamente os benefícios de seguir esta dieta?

Redução do Estresse e Ansiedade

Estresse e ansiedade são duas doenças comuns que podem ter impactos negativos sérios no corpo. Se você está constantemente estressado, esta dieta pode ajudar. Ela funciona por criar uma resposta ao estresse celular. Isso basicamente aumenta sua habilidade de lidar com o estresse.

O estresse diminui o sistema imunológico e te torna mais propenso a doenças. Assim sendo, seguir essa dieta pode ajudar a impulsionar sua saúde em geral.

Redução do Risco de Doenças Cardiovasculares

Se você está preocupado com o desenvolvimento de doenças cardiovasculares, a dieta 5:2 poderia ajudar. Realmente houve um estudo sobre jejum intermitente que mostrou que ele pode reduzir os riscos de doenças cardiovasculares.

A coisa mais interessante encontrada no estudo foi que o jejum intermitente pode, na realidade, reproduzir alguns dos benefícios cardiovasculares que você geralmente tem como resultado dos exercícios. Isso não quer dizer que você pode parar de se exercitar! Tão duro e doloroso quanto pode ser, exercícios são fundamentais se você quer conquistar aquele corpo de praia perfeito que você tem sonhado. Além disso, a dieta 5:2 apenas reproduz alguns dos benefícios, não todos eles.

Este tipo de dieta também reduz os níveis de colesterol LDL. Este é basicamente o mau colesterol no seu corpo. Colesterol LDL é o principal colaborador para doenças de coração. Ele também ajuda a modular os perigosos níveis de gordura visceral no corpo.

Melhorando o Diabetes

Se você sofre de diabetes, você terá prazer em saber que a dieta 5:2 pode ajudar a amenizar os sintomas. Ela ajuda aumentando os seus níveis de insulina, bem como a sua sensitividade a insulina. Se você não sofre de diabetes você terá prazer em saber que a chance de desenvolver diabetes tipo 2 também é reduzida.

Estes são apenas alguns dos principais benefícios de saúde associados com a dieta, bem como a óbvia perda de peso.

Para começar a se beneficiar dessa dieta fácil de seguir, continue lendo para algumas das mais fáceis e gostosas receitas para se experimentar.

Receitas

Frequentemente, a parte mais difícil de começar uma dieta é descobrir o que você pode e não pode comer. Se você estiver tendo dificuldades para encontrar receitas que se encaixam perfeitamente nos seus dias de jejum, continue lendo. Abaixo você encontrará 10 das melhores receitas 5:2 que irão te manter sentindo cheio por mais tempo.

CAFÉ DA MANHÃ

Omelete de Café da Manhã de Queijo e Tomate

Você já ouvi aquele ditado 'café da manhã é a refeição mais importante do dia'? Bom, isso é absolutamente verdade! O que você come pela manhã te prepara para o dia. Assim, é importante obter um bom nível de proteínas se você quiser funcionar corretamente. Um omelete de queijo e tomate contém todas as proteínas que você precisa para te manter sentindo cheio e enérgico até o almoço. Além disso, é incrivelmente rápido e fácil de fazer.

Tempo de preparação: 10 minutos
Tempo de cozimento: 6 minutos
Calorias: 170

Ingredientes:
- Óleo de colza – aprox. 5 sprays (22 calorias)
- Tomates cerejas cortados pela metade – 35g (6 calorias)
- Cebola roxa descascada e finamente picada – ¼ (8 calorias)

- Folhas frescas de manjericão – 6 a 8 (4 calorias)
- Ovos caipiras pequenos – 2 (108 calorias)
- Queijo parmesão ralado – 1 colher de sopa (22 calorias)
- Sal e pimenta a gosto

Passo 1: Coloque uma frigideira antiaderente pequena no fogo e pulverize o óleo quando estiver quente. Frite a cebola delicadamente por 3-5 minutos até que elas estejam quase moles.

Passo 2: Acrescente os tomates e cozinhe por outros 3-5 minutos até que eles comecem a liberar o suco. Tire a frigideira do fogo antes de adicionar as folhas de manjericão. Despeje o conteúdo da frigideira numa tigela e limpe a frigideira para cozinhar os ovos.

Passo 3: Coloque a frigideira de volta no fogo, quebre os ovos numa tigela e bata-os com sal e pimenta e um pouco de água. Adicione os ovos na frigideira e agite-os para que cubram até as bordas.

Passo 4: Quando os ovos estiverem definidos o suficiente, polvilhe o queijo parmesão em uma metade do omelete. Então adicione a mistura de tomate. Vire a outra metade por cima e vire novamente. Cozinhe por 1-2 minutos para selar o omelete.

Passo 5: Sirva o omelete sozinho ou com folhas de salada para um almoço leve. Lembre-se de adicionar estas calorias se você usar as folhas de salada.

Omelete La Espinafre

Ter ovos para o café da manhã é uma ótima escolha – este omelete é cheio de proteínas e rico em ferro, o que mais você poderia querer?

Ingredientes:
- 1 ovo médio (78 calorias)
- 60g de espinafre fresco (16 calorias)
Total de calorias: 94

Passo 1: Quebre e bata o ovo numa xícara
Passo 2: Coloque em uma frigideira antiaderente pequena.
Passo 3: Espere até que o fundo da omelete esteja cozido e então cubra com espinafre e grelhe.

Passo 4: Adicione sal e pimenta a gosto.

Panquecas de Mirtilo e Aveia

Estas deliciosas e fofas panquecas com um toque de canela forma um café da manhã muito especial ou uma deliciosa sobremesa, e possuem apenas 170 calorias por porção!

Tempo de preparação: 10 minutes
Tempo de cozimento: 10 minutes

Ingredientes:
- 1 ovo caipira grande (separado)
- 25g de farinha com fermento
- 25g de flocos de aveia
- 1 ½ colher de chá deadoçante
- ½ colher de chá de canela
- 75ml de leite desnatado (ou leite de soja)
- spray de cozinha com baixo teor de gordura
- 75g de mirtilos frescos ou congelados
- 1 ½ colher de chá de adoçante

Passo 1: Numa tigela limpa, bata a clara do ovo até que esteja dura e mantenha os picos. Em outra tigela, bata a clara do ovo, farinha, flocos de aveia, adoçante, canela e o leite.

Passo 2: Gentilmente envolva as claras na mistura de aveia e farinha com uma colher de metal, tomando cuidado para manter o máximo possível de volume de claras em neve.

Passo 3: Aqueça uma frigideira antiaderente e pulverize com óleo com baixo teor de gordura, de 2 a 3 sprays. Coloque colheres de sopa da massa de panqueca na frigideira para fazer pequenas panquecas, cozinhe de 3 a 4 minutos até que elas tenham inchado antes de virar cuidadosamente e cozinhar o outro lado até dourar. (Você deve obter de 6 a 8 panquecas da massa)

Passo 4: Quando cozidas, coloque as panquecas num prato e embrulhe num pano de prato para manter quente, enquanto você cozinha as outras.

Passo 5: Enquanto isso, esquente os mirtilos delicadamente numa panela pequena com cerca de 1 colher de sopa de água e o adoçante, e mexa até que a fruta esteja mole e quebrada.

Passo 6: Sirva as panquecas (3 a 4 cada, dependendo do rendimento) com o molho quente de mirtilos e uma pitada extra de canela se quiser.

ALMOÇO / JANTAR

Fígado de Galinha de Soja, Cebolinha e Vagem

Não é fã de fígado? Encare isto – fígado não é para todo mundo! Contudo, até aqueles que normalmente detestam a ideia de comer fígado descobre que realmente gostam desta receita. É bom notar que você pode ajustar esta receita um pouco para adaptar a suas próprias preferências. A versão abaixo possui muita vagem. Então, fique à vontade para diminuir a quantidade e aumentar a quantidade de fígado. Apenas se lembre de ajustar as calorias se você fizer isto!
Há boas notícias para os garotos também. Como vocês podem comer 100 calorias a mais, vocês podem adicionar 40g a mais de fígado nesta receita se quiserem.
Tempo de preparação: 5 a 10 minutos
Tempo de cozimento: 10 a 15 minutos
Calorias: 206

Ingredientes:
- Green beans – 300g (75 calories)
- Vagem – 300g (75 calorias)
- Fígado de galinha – 50g (58 calorias)
- Cebolinha cortada finamente – 4 (13 calorias)
- Óleo de oliva – ¼ colher de chá (10 calorias)
- Molho de soja – 1 colher de soja (10 calorias)
- Cidra ou vinagre de vinho – ¼ colher de chá (0 calorias)
- Óleo de oliva para o molho – 1 colher de chá (40 calorias)
- Molho de pimenta para servir – poucas gotas (opcional)

Passo 1: Comece esquentando a vagem até que ela esteja levemente macia. Enxágue sob uma torneira e reserve.

Passo 2: Preaqueça a grelha e prepare o fígado. Corte toda a membrana branca ou manchas verdes. Pegue o ¼ de óleo de oliva e regue-o sobre o fígado. Grelhe por aproximadamente 2 minutos em cada lado antes de reservar para esfriar.

Passo 3: Misture o molho de soja, a cidra ou vinagre de vinho, 1 colher de chá de óleo de oliva, as cebolinhas e as vagens.

Passo 4: Agora que está frio, corte o fígado em pedaços pequenos e misture na salada. Está pronto para servir.

Cogumelos de Alho na Torrada Super Cremosos (e saudáveis)

Quem disse que fazer dieta não pode ser gostoso? Esse prato de cogumelo de alho cremoso é um dos mais saborosos disponíveis na dieta 5:2. Como os outros, é bem rápido e fácil de preparar.

Tempo de preparação: 5 minutos

Tempo de cozimento: 10 minutos

Calorias: 190 calorias aproximadamente

Ingredientes:

- Margarina Becel pró-activ com fitoesteróis – 15g
- Cogumelos descascados e cortados – 100g
- Dente de alho descascado e picado – 1
- Cream cheese com alho e ervas – 20g
- Fatia média de pão branco – 1
- Sal e pimenta a gosto
- Salsa fresca (enfeite opcional)

Passo 1: Coloque uma frigideira em fogo médio e adicione metade da margarina. Espere que ela derreta antes de adicionar o alho. Cozinhe por mais ou menos 1 minuto antes de adicionar os cogumelos. Cozinhe por mais 5 a 7 minutos.

Passo 2: Adicione o cream cheese à frigideira, mexa e cozinhe por 2 a 3 minutos. O cream cheese deverá ter derretido nos cogumelos.

Passo 3: Adicione sal e pimenta à gosto e então faça a torrada. Use a metade remanescente da margarina para amanteigar a torrada. Derrame os cogumelos de alho na torrada.

Frango Korma

Eu aposto que você está surpreso de ver este prato saboroso no menu! Frango Korma é conhecido por ser extremamente cremoso e muito ruim para a saúde. Contudo, com algumas pequenas alterações, este prato pode ser facilmente adicionado ao seu plano de dieta 5:2. Como a receita abaixo serve 4 pessoas, você pode cozinhar a receita como está ou dividir pela metade os ingredientes para fazer uma porção menor.

Tempo de preparação: 5 minutos
Tempo de cozimento: 30 minutos
Calorias: 186
Serve: 4 pessoas

Ingredientes:
- Cebola picada – 1
- Óleo de coco – 2 colheres de chá
- Pasta de korma – 4 colheres de sopa
- Filés de frango fatiados – 425g
- Creme de leite fresco – 100ml
- Amêndoas torradas em flocos – 2 colheres de chá

Passo 1: Adicione o óleo a uma frigideira e aqueça antes de acrescentar as cebolas. Cozinhe por cerca de 3 minutos.

Passo 2: Adicione os filés de frango fatiados à frigideira e cozinhe por mais três minutos antes de misturar o creme de leite. Cubra a frigideira e deixe ferver por cerca de 20 minutos. O molho deve estar mais grosso e o frango macio depois deste tempo.

Passo 3: Polvilhe as amêndoas sobre o prato e sirva.

Linguiça e Ratatouille Assado

Se você está procurando por uma refeição saudável e que te preencha, então esta receita de linguiça e ratatouille assado é perfeita. Ela serve seis pessoas então se você estiver cozinhando para apenas uma, você pode querer dividir os ingredientes pela metade, ou simplesmente cozinhar estas quantidades e congelar/refrigerar as sobras para outro dia.

Tempo de preparação: 15 minutos
Tempo de cozimento: 30 minutos
Calorias: 262

Ingredientes:
- Linguiça de porco - 12
- Cebola roxa cortada em cunhas – 2
- Dentes de alho amassados – 2
- Berinjela picada – 1
- Abobrinha picada – 200g
- Pimentão amarelo picado e sem sementes – 2
- Óleo de oliva – 2 colheres de sopa
- Ramos de alecrim – 3
- Tomate cereja – 200g

Passo 1: Preaqueça o forno a 200°. Cozinhe as linguiças por cerca de 5 minutos.

Passo 2: Adicione o alho, cebola, pimentão, berinjela e abobrinha às linguiças. Chuvisque com óleo antes de polvilhar o alecrim. Cozinhe por cerca de 25 minutos.

Passo 3: Vire a mistura de linguiça e vegetais antes de acrescentar os tomates. Cozinhe por mais 5 minutos até que a lingüiça esteja bonita e morena e os vegetais macios.

Hambúrguer Magro

Chega um tempo na vida de todos os praticantes de dietas onde tudo que você quer comer é um hambúrguer grande, gordo e suculento. Se você está desejando este *fastfood*, há uma forma de contornar isto. O hambúrguer magro é grande, suculento, e extremamente saboroso. Esta receita serve 4 pessoas, então, novamente, sinta-se livre para dividir os ingredientes para menores porções.

Tempo de preparação: 15 minutos
Tempo de cozimento: 15 minutos
Calorias: 241

Ingredientes:
- Carne magra moída – 500g
- Molho de pimenta doce – 2 colheres de sopa
- Cebola ralada – 1
- Clara de ovo – 1
- Óleo de oliva – 1 colher de chá
- Bolachas salgadas esfareladas – 3
- Tomate fatiado – 1
- Pepinos fatiados – 2
- Pão integral – 4 (1 por porção)

Passo 1: Preaqueça o forno a 220°C. Enquanto você espera que ele se aqueça, coloque a cebola, carne, bolachas, clara de ovo e o molho de pimenta no liquidificador. Bata até que esteja suave.

Passo 2: Use papel manteiga para forrar um tabuleiro e use um cortador redondo de 5cm para dar forma a ¼ da mistura de carne. Forme 4 hambúrgueres usando este método. Pincele com um pouco de óleo antes de assar por cerca de 20 minutos. Eles devem ficar com uma coloração marrom.

Passo 3: Coloque os hambúrgueres nos pães e adicione uma fatia de tomate e pepinos antes de servir.

Cogumelo Portobello Grelhado

Se você realmente quer diminuir as suas calorias e ainda assim se sentir cheio e satisfeito, esta é uma ótima receita para experimentar. Ela é ideal para café da manhã ou almoço e é surpreendentemente saborosa. A receita abaixo serve 1 pessoa.

Tempo de preparação: 5 minutos
Tempo de cozimento: 15 minutos
Calorias: 78

Ingredientes:
- Cogumelo Portobello ou qualquer outro cogumelo grande e plano – 2
- Dente de alho descascado e esmagado – ½
- Azeite de oliva extra virgem – 1 colher de chá
- Tomate médio – 1
- Salsa fresca picada – 1 colher de chá
- Pimenta preta moída e sal à gosto

Passo 1: Preaqueça a grelha enquanto prepara os cogumelos. Remova os caules e retire toda a sujeira. Em vez de jogar os caules fora, corte-os finamente e adicione ao alho, salsa e azeite.

Passo 2: Corte os tomates pela metade e retire as sementes. Corte o restante em fatias finas e adicione à tigela com os outros ingredientes.

Passo 3: Certificando-se que eles estão virados para baixo, coloque os cogumelos sob a grelha por cerca de 4 minutos antes de virá-los. Coloque a mistura de alho em cima dos cogumelos e cozinhe novamente por cerca de 6 minutos antes de servir.

Chili Clássico

Chili é um daqueles pratos clássicos que te fazem se sentir bem, particularmente ótimos para cozinhar em dias mais frios. Não é conhecido por ser excessivamente saudável, embora existam formas de diminuir um pouco suas calorias. Este prato é um ótimo exemplo. Como os ingredientes abaixo servem 8 pessoas, este seria um ótimo prato para cozinhar em massa e congelar. Irá te economizar tempo nos dias de jejum, quando você não sente vontade de cozinhar.

Tempo de preparação: 5 a 10 minutos
Tempo de cozimento: 1+ hora
Calorias: 274

Ingredientes:
- Óleo vegetal – 1 colher de chá
- Dentes de alho descascados e cortados finamente – 3
- Cebola descascada e picada – 1
- Carne magra moída – 1kg
- Pimentão verde ou vermelho, sem sementes e picado – 2

- Pimenta chili em pó – 1 colher de chá cheia
- Cacau em pó – 1 colher de chá cheia
- Cominho em pó – 1 colher de chá cheia
- Páprica – 2 colheres de chá cheia
- Sal – 1 colher de chá
- Tomates picados – 5
- Feijão roxo –400g
- Suco de limão – 1 limão

Passo 1: Pegue uma panela grande e aqueça o óleo antes de acrescentar a cebola. Frite-a por cerca de 5 minutos antes de adicionar o pimentão e o alho. Cozinhe por mais 1 minuto.

Passo 2: Adicione a carne moída, quebrando-a com os dedos enquanto a coloca na panela. Frite no fogo médio a alto até que a carne esteja marrom.

Passo 3: Diminua para fogo baixo e misture o cacau, as especiarias e o sal. Então, adicione os tomates antes de aumentar o fogo para ferver. Misture o feijão.

Passo 4: Cozinhe por cerca de 1 a 2 horas em fogo baixo. Você pode optar por cozinhar no forno a 180°C, ou para um melhor sabor, após ferver por 15 minutos, coloque em um fogão lento para cozinhar de 6 a 8 horas.

Passo 5: Este é considerado o passo mais importante. Deixe o chili esfriar completamente antes de adicionar o suco de limão. Então, quando estiver pronto para servir, simplesmente reaqueça-o.

Salada

Saladas são ótimas refeições para preparar em dias quentes e ensolarados. Elas são extremamente saudáveis e podem ser muito saborosas também. Esta versão de salada irá te manter satisfeito e garantir que você obtenha parte das importantes cinco porções de frutas e vegetais diários.

Tempo de preparação: 10 minutos
Calorias: 230

Ingredientes:
- Alface – 40g
- Tomate cereja cortados pela metade – 3
- Cebolinha picada– 2
- Cenoura ralada – 1
- Pepino – 8 fatias
- Beterraba em conserva – 50g
- Queijo feta quebrado – 38g
- Vinagre balsâmico – 1 colher de sopa
- Pimenta preta a gosto

Passo 1: Use a alface como base e adicione as camadas de vegetais no topo.

Passo 2: Adicione o queijo feta e os tomates por último.

Passo 3: Finalize chuviscando o vinagre balsâmico e a pimenta.

Finish by drizzling over the balsamic vinegar and pepper.

Frango Cozido com Ervas e Crosta de Especiarias

Esta magnífica receita de frango é ótima até quando você não está num dia de jejum! Recheada de sabor, é melhor servida juntamente com uma salada. É surpreendentemente saudável e provavelmente se tornará o favorito da família inteira.

Tempo de preparação: 5 minutos
Tempo de cozimento: 25 minutos
Calorias: 180

Ingredientes:
- Filé de frango sem pele e osso – 2
- Spray de cozinha com baixo teor de gordura
- Cominho em pó – ¼ colher de chá
- Coentro em pó – ¼ colher de chá
- Orégano, salsinha ou manjericão picados – alguns ramos
- Caldo de legumes – 250ml
- Pimenta em pó – uma pitada (opcional)
- Sal e pimenta a gosto

Passo 1: Preaqueça o forno a 200°C e comece fazendo cortes superficiais no frango. Coloque num tabuleiro antiaderente ou untado.

Passo 2: Em uma tigela, misture as ervas e as especiarias, então espalhe sobre o peito de frango. Certifique-se de que um pouco da mistura entre nos cortes que você fez. Aplique o spray e despeje o caldo de legumes no tabuleiro com o frango.

Passo 3: Asse no forno de 20 a 25 minutos até que a mistura de ervas e especiarias fique com uma coloração marrom-dourado. O frango também deverá estar cozido. Corte o frango em fatias e sirva.

Estas são apenas 10 das melhores receitas para experimentar. Lembre-se, é melhor espalhar a sua ingestão de calorias ao longo do dia. Entretanto, algumas pessoas acham mais fácil ter uma refeição principal por dia nos dias de jejum. Há também outra ótima forma de organizar o que você come e isso inclui planos de refeição.

Planos de Refeição

Criar um plano de refeição semanal pode realmente ajudar você a se manter no controle de quantas calorias está ingerindo. Planejando com antecedência, você pode trabalhar o que é melhor para comer em dias específicos. Eles podem ajudar particularmente se você quiser garantir que não está comendo demais em dias de não jejum.

É melhor deixar um pouco de espaço para mudanças nos seus planos de refeição. Afinal, como você pode saber o que quer comer em dias específicos? Tenha uma opção reserva apenas no caso de não querer comer o que você tem planejado para o dia.

Outra vantagem de criar um plano de refeição é o fato de que ele pode te ajudar a economizar dinheiro. Se você estiver apertado, esta pode ser uma ferramenta útil e, vamos encarar, quem não quer economizar dinheiro nesta economia difícil?

Finalmente, criar um plano de refeição também te ajudará a diminuir o desperdício de comida. Você saberá exatamente o que e quando irá usar algo. Isso significa que você saberá quais alimentos comprar quando fizer a sua feira e também saberá que tudo será usado. Quando você não faz ideia do que vai cozinhar, você frequentemente termina apenas jogando algo rápido no micro-ondas, sem realmente prestar atenção ao que você deveria estar comendo.

Então, se você tiver dificuldade de manter uma dieta, um plano de refeição pode ajudar. Tente se ater a planos semanais já que eles são mais fáceis de criar. Quanto mais você começar a escrever ideias de refeições, mais fácil se tornará. Nem sempre é possível planejar o que você terá vontade de comer. Contudo, isso te dará uma ideia mais clara do que buscar.

Seu Plano de Dieta

Agora que você sabe tudo sobre a dieta e o que ela implica, é a hora de criar um plano pessoal. Abaixo você descobrirá como criar um plano que funciona para você. Lembre-se: é tudo sobre experimentar e chegar a uma rotina que combina com você.

Você está pronto para começar a ver resultados? Claro que está!

Passo 1 – Fazendo as contas

Não se preocupe; não estamos falando sobre álgebra! O seu primeiro passo é basicamente decidir quanto você quer perder e quanto você deve comer. Na realidade, é bem simples.

Comece se pesando. É importante saber quanto você pesa agora para que você possa seguir o seu progresso com a dieta. Ver as balanças caindo irá te ajudar a se manter motivado. Então respire fundo, pise na balança e tente não ficar muito desanimado com o número apresentado a você. Depois de apenas uma semana na dieta 5:2, este número será menor.

Em seguida você deve calcular seu IMC. É importante notar que o IMC nem sempre é a forma mais precisa de calcular o seu peso, mas ele fornece um entendimento básico. Existem inúmeras calculadoras de IMC gratuitas que você pode usar online.

Finalmente, você deve decidir quantos dias você pode dedicar ao jejum. Como o nome sugere, você estará em jejum por 2 dias e comendo normalmente por 5 dias. É inteiramente com você escolher este dois dias de jejum. É útil planejá-los em dias mais calmos. Escolha os dias que você achará mais fácil diminuir as suas calorias. Isso pode mudar de semana para semana.

Se você está fazendo a dieta 5:2 para ficar saudável em vez de perder peso, você pode achar seguir a rotina 6:1 mais adequada.

É recomendado que as mulheres ingiram 500 calorias em dias de jejum e homens 600. Contudo, se você quer personalizar este plano para se adequar a você, há alguns passos que você pode tomar. Primeiramente calcule a sua Taxa Metabólica Basal. Isso irá te dizer quantas calorias alguém da sua idade, peso e altura, precisa por dia. Novamente, é melhor usar uma calculadora online para fazer este cálculo.

Uma vez que você saiba a sua TMB, você precisa fatorar o quão ativo você é em cada dia. Algumas pessoas queimam mais calorias que outras. Quanto mais você queimar, mais calorias você poderá consumir em dias de jejum. Um jeito simples de calcular quantas calorias você precisa é:

De pouco a nenhum exercício – Multiplique sua TMB por 1,2

Exercício leve – Multiplique sua TMB por 1,375

Exercício moderado – Multiplique sua TMB por 1,55

Exercício de 6 a 7 vezes por semana – Multiplique sua TMB por 1,725

Se você tiver um trabalho fisicamente exigente – Mutiplique sua TMB por 1,9

Exemplo
Mulher
68 kg
168 cm
25 anos
Se exercita de 6 a 7 vezes por semana

BMR:1475,90
Total:1475,90x 1,725 = 2545,93 calorias
Assim sendo, no exemplo dado, para que esta mulher mantenha seu peso, ela poderia comer até 2545,93 calorias. Mas como ela está jejuando para perder peso e os benefícios gerais de saúde, em dias de jejum ela precisa dividir esta quantidade por quatro.
2545,93 ÷ 4 = **636,48 calorias**em dias de jejum
Então aí está – a forma simples de personalizar seu alvo de calorias. Entretanto, a maioria das pessoas descobrem que aderir as 500 ou 600

calorias em dias de jejum fornece a maior quantidade de benefícios.

Passo 2 – Planejando O Que Comer

Agora que você sabe quantas calorias deve almejar, é a hora de resolver o que comer. Nós já cobrimos algumas receitas realmente saborosas previamente neste livro. Agora tudo que você precisa fazer é descobrir como distribuir as suas refeições.

Você tem muita liberdade na dieta 5:2 no tocante a como comer. Desde que você se prenda ao limite de calorias, você pode comer quando quiser. Isso pode significar ter uma grande refeição uma vez por dia, ou comer porções menores durante o dia. Descubra o que funciona para você. Algumas pessoas sofrem com alterações de humor e fadiga se elas não cobrirem seu corpo constantemente com comida. Se isso se parece com você, prefira comer menos e com mais frequência.

Você pode adequar a dieta à sua vida e essa é uma das razões pelas quais a dieta 5:2 é uma das mais fáceis de seguir. Então se você comer uma refeição principal pela manhã, na hora do almoço ou jantar, você ainda experimentará os mesmos resultados de perda de peso. A chave é fazer a dieta funcionar para você de forma que você esteja mais propenso a cumpri-la.

Além disso, lembre-se que você não precisa jejuar por dois dias seguidos. Você pode dividi-los para que você jejue às segundas e quintas, se preferir. As vezes o pensamento de não comer muito por dois dias inteiros pode ser desanimador. Facilite para você mesmo e jejue quando quiser.

Quanto ao que comer nos dias de jejum, não há restrição. Desde que você não exceda as calorias permitidas, você pode comer o que quiser. Ajuda manter um diário de alimentação nos dias de jejum para que você saiba o que tem comido.

Passo 3 – Mantenha-se motivado

Um dos maiores desafios de qualquer plano de perda de peso é se manter motivado. Vamos encarar, alguns dias você sente como se não houvesse sentido em se matar de fome por um corpo melhor! Primeiramente, se você sentir que está morrendo de fome, você deve voltar ao passo 2. Quando feito corretamente, você pode ter algumas dores de fome nos dias de jejum, mas você nunca deveria se sentir tão carente de comida.

Uma boa dica é criar um mantra que funcione para você. Para alguns pode ser "é apenas um dia, amanhã eu posso comer o que eu gosto". Saber que não falta muito para terminar pode te ajudar a se manter motivado.

Se um mantra não ajudar, conversar com outras pessoas na dieta talvez ajude. Há vários fóruns online onde você pode discutir suas experiências e compartilhar dicas. Ter colegas de dieta pode frequentemente ser realmente efetivo e te impulsiona a trabalhar mais para atingir os seus objetivos.

Outras dicas úteis

Existem algumas dicas que podem te ajudar a apreciar e aderir a dieta 5:2. Se manter ocupado nos dias de jejum é uma ótima dica. Quantos menos você tiver para fazer, mais a mente irá vagar. Se você se encontrar obcecado por comida, levante-se e faça alguma coisa produtiva. Há várias coisas que você poderia fazer para se distrair, como sair para uma caminhada, ouvir música, ler um livro ou limpar a casa; escolha uma tarefa e veja como aqueles pensamentos que distraem desaparecem. Também é uma boa ideia evitar situações onde você veja outras pessoas comendo comidas gostosas. Beber bastante água também ajuda.

Agora que você sabe como criar um plano que você pode manter, tudo que sobra é realmente cria-lo! Uma vez que você o fizer, você em breve estará no seu caminho para um corpo de praia perfeito.

ESPERE, UMA ÚLTIMA COISA – Há um ótimo e**GRATUITO**site de contagem de calorias que eu uso chamado MyFitnessPal (o aplicativo deles é verdadeiramente ótimo) – que permite que você escaneie códigos de barras de itens específicos e guarde todas as informações calóricas no seu próprio perfil, literalmente te salvando muito tempo!

Perguntas Frequentes

Embora a dieta 5:2 seja uma das mais simples dietas de jejum intermitente que você pode seguir, ainda há uma chance que você possa sentir muita dificuldade quando estiver começando. Mudar dietas não é fácil, não importa o quão simples elas sejam de seguir. Abaixo você encontrará algumas das perguntas mais comuns sobre a dieta e seus potenciais contratempos.

P1. A dieta 5:2 é adequada para todos?

R:Não. Como a maioria das outras dietas, a abordagem da 5:2 não é adequada para todos. Se você estiver abaixo do peso, tiver diabetes tipo 1, sofrer com alguma desordem alimentar, estiver tomando varfarina ou se sentindo mal, você não deveria começar esta dieta. Também é recomendado que você procure aconselhamento médico antes de começar a dieta se você estiver usando qualquer medicação.

P2. Que tipo de resultados eu posso esperar?

R:Os resultados que você pode esperar variam de pessoa para pessoa. Geralmente as pessoas perdem cerca de 500g por semana. Inicialmente, quando você começar, você pode perder mais que isso. Contudo, quando você estiver confortável com a dieta, 500g é considerada a média.

P3. Alterações de humor são comuns em dias de jejum?

R:Muitas pessoas reportaram se sentir irritáveis e temperamentais nos seus dias de jejum. Há formas de reduzir isso e beber bastante líquido é uma delas. É importante beber mais água do que você normalmente beberia nos dias de jejum. Além disso, se você perceber que se sente pior pela tarde, tente evitar comida até a hora do jantar. Isso funciona para algumas pessoas. A chave é encontrar uma rotina que funciona para você. Tente comer em horários diferentes do dia e veja qual deles te faz se sentir melhor.

Também é importante notar que você deve se certificar de que está comendo calorias suficientes. Se você se matar de fome, não será saudável. Tente comer as 500 ou 600 calorias por dia para que você tenha muita energia.

P4. O que eu posso beber nos dias de jejum?

R:É recomendável que se beba sobretudo água, ainda que você também possa beber café puro e chás de ervas. Tente evitar qualquer coisa com muito açúcar e até sucos frescos já que eles podem ser ricos em carboidratos. Álcool também deve ser evitado.

P5. Devo me exercitarnosdias de jejum?

R:Não há motivos para não se exercitar nos dias de jejum. Contudo, é recomendável que você não faça nenhum exercício extenuante. Há evidências que sugerem que você pode queimar muito mais gordura nos dias de jejum, especialmente antes do café da manhã. Porém, se você tentar se exercitar demais você terminará se sentindo doente.

Q6: Se eu me sentir mal devocontinuarjejuando?

R:É melhor evitar o jejum quando estiver se sentindo mal. Seu corpo precisará de toda a força que tiver para lutar contra a doença.

P7: Devo esperar sentir muita fome?

R:Não é incomum sentir dores de fome quando estiver sentindo a dieta 5:2. Contudo, elas não devem ser muito longas e há coisas que você pode fazer para se distrair. Lembre-se de beber muita água já que isso ajudará a afastar os desejos.

P8. E se eunãoperder peso nadieta?

R:Se por qualquer razão você perceber que não está perdendo peso, tente uma combinação diferente de dias de jejum/não jejum. Se isto falhar, você pode sempre tentar uma dieta diferente de jejum intermitente. Tente quatro dias comendo normalmente e três dias de jejum. Este dia extra pode ser apenas o que você precisa para começar a sua perda de peso.

P9. Há algum efeito colateral?

R:Há alguns efeitos colaterais que você pode sentir. Estes incluem insônia, desejos, dores de cabeça e constipação. Você não deve ter sensações de desmaio a não ser que seja diabético. Se você sentir, pode ser uma boa ideia conversar com o seu médico ou pode ser um sinal de que a dieta 5:2 não é pra você. Certifique-se de que você esteja comendo suas 500-600 calorias por dia para diminuir as chances de ter sensações de desmaio e apatia.

P10. O que acontece quando eu alcançar o meu peso ideal?

R:A dieta 5:2 é projetada para ser uma mudança a longo prazo de estilo de vida, em vez de um alvo de perda de peso a curto prazo. Uma vez que você alcance o seu peso ideal, o peso é mantê-lo. Para fazer isso é recomendável que você mude para 6:1. Jejuar apenas um dia por semana pode te ajudar a manter um peso saudável.